人体健康与免疫科普丛书——儿童篇

主　编　魏海明

副主编　陈雪玲

编　委（按姓氏笔画排序）

田志刚　孙　沁　陈雪玲　傅斌清　魏海明

人民卫生出版社

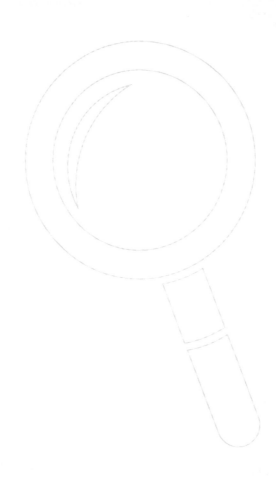

《人体健康与免疫科普丛书》编写委员会

总 主 编　曹雪涛

副总主编　田志刚　于益芝

编　　委（按姓氏笔画排序）

于益芝	马大龙	王　辉	王小宁	王月丹	王全兴
王迎伟	王笑梅	王福生	石桂秀	田志刚	仲人前
孙　兵	杜　英	李　可	李柏青	杨安钢	吴长有
吴玉章	何　维	何　睿	沈关心	沈倍奋	张　毓
张立煌	张学光	陈丽华	郑永唐	单保恩	赵永祥
姜国胜	姚　智	栗占国	徐安龙	高　扬	高　福
唐　宏	黄　波	曹雪涛	储以微	富　宁	路丽明
熊思东	魏海明				

序

　　科技创新是民族进步的灵魂，是国家兴旺发达的不竭动力。创新驱动发展战略，需要全社会的积极参与，这就意味着要以全球视野、新时代特征、科学精神去激发全民参与创新发展宏伟计划，唯有全民化的科普工作，才能烘托起创新氛围，助力高素质创新队伍建设，加快中国成为世界科技强国的步伐。

　　免疫学是生物医学领域的前沿学科，其与影响人类生命健康的重大疾病如肿瘤、传染病、自身免疫性疾病乃至器官移植等的发生发展和防治具有密切关系，并在生物医药产业发展中具有带动性和支柱性。免疫学所取得的创新性研究成果在人类健康史上发挥了举足轻重的作用，比如被誉为人类保护神的疫苗的研制和应用挽救了亿万人的生命，天花的消灭就是免疫学成果最好的应用。近年来癌症与炎症性自身免疫疾病的抗体疗法取得了重大突破，受到了医学界与生物产业界的极大关注。

　　中国免疫学工作者通过近二十年来的不断努力与探索，在免疫学领域取得了一系列创新性研究成果，在国际学术杂志发表的免疫学论文数量居世界第二位，由此将中国免疫学的地位推升到世界前列，中国免疫学会也成为全世界会员人数最多的免疫学会。由于中国免疫学的国际影响力，国际免疫学会联盟决定

2019 年将在北京召开每三年一次的国际免疫学大会。可以说中国免疫学工作者的创新性研究和工作为中国医学事业的发展作出了突出贡献。虽然免疫学与各种疾病以及人类生活息息相关，但社会大众对于免疫学这一专业科学领域中的问题还存在诸多困惑，事关免疫学的社会问题也时有发生，比如"疫苗问题""魏则西事件"等。究其原因有多种，其中之一在于免疫学知识在大众中普及的程度不够。对大众就免疫学问题答疑解惑成为我国免疫学工作者义不容辞的责任和义务。

习近平总书记在 2016 年的"科技三会"上指出，"科技创新、科学普及是实现创新发展的两翼，要把科学普及放在与科技创新同等重要的位置。没有全民科学素质普遍提高，就难以建立起宏大的高素质创新大军，难以实现科技成果快速转化。"这一重要讲话，对于在新的历史起点上推动我国科学普及事业的发展，意义十分重大。中国免疫学会在秘书长曹雪涛院士、科普专业委员会主任委员于益芝教授的带领下，积极参与免疫学科普活动，体现了他们的社会责任心和担当。他们组织了以中国免疫学会科普专业委员会为班底的专家，历经多次讨论和思考，凝练出 300 个左右大众非常关心的有关免疫学的问题，用漫画辅以专家解读的形式给予答疑解惑，同时配以"健康小贴士"的方式从免疫学专家的角度给予大众的健康生活以科学的建议。编委会将从疾病的诊断、预防、治疗以及免疫学成果等多个方面编写出系列免疫学科普丛书（共 10 本）为大众普及免疫学知识。

感谢中国免疫学工作者的辛勤劳动！希望这一套科普丛书能够为中国人民的健康事业的发展做出应有的贡献。是为序。

十一届全国人大常委会副委员长

中国药学会名誉理事长

中国工程院院士

桑国卫

2017 年 10 月 22 日

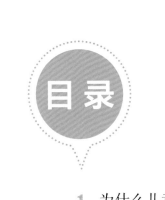

目录

1 ⟩ 为什么儿童 6 岁前易生病

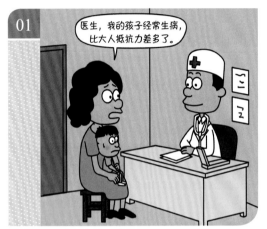

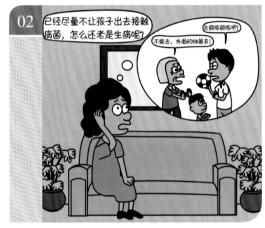

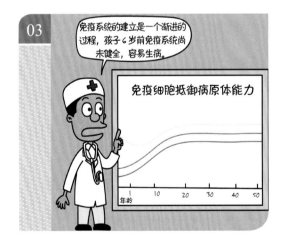

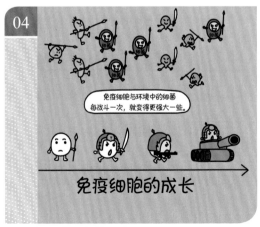

专家解读

儿童从 6 个月以后至 6 岁左右是容易生病的年龄段，这段时间免疫系统尚未成熟，接触病原体后不能产生高效的免疫反应，导致出现经常生病的情况。随着年龄的增长，机体有了很多抵抗病原体的经验，免疫系统中积累了越来越多的记忆性免疫细胞，就能更快更好地抵御外界病原体，减少生病的次数。

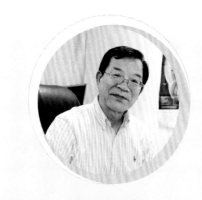

田志刚

中国科学技术大学免疫学研究所

健康小贴士

为了建立强健的免疫系统，儿童除了应该加强营养、按时注射国家规定的疫苗外，还应该每天保证户外活动的时间，加强锻炼，这对加强儿童免疫系统及心肺功能都有重要意义。有些家长怕病原体感染，让孩子整天待在家里，这是不可取的。需要注意的是，户外活动应选择在空气流通性好的场所，例如操场、公园等地方进行。

为什么儿童易患传染病

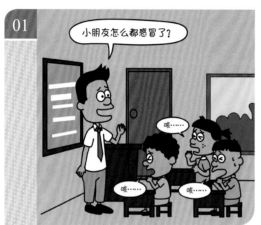

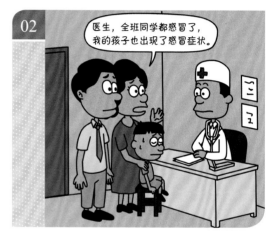

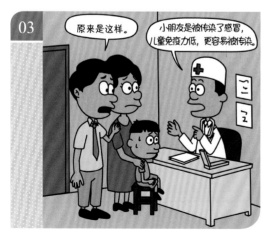

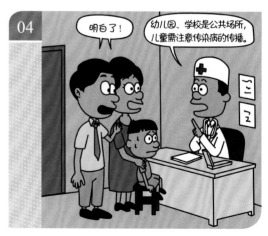

专家解读 🔍

儿童就像刚刚出土的幼苗，容易患各种传染病，这是因为儿童免疫力低下，免疫系统不健全。虽然新生儿从母亲体内获得一部分抵御传染病的抗体，但这些抗体只能在 6～12 个月以内暂时起到保护作用，然后逐渐就消失了。随着成长发育以及不断接触外界环境，儿童会慢慢形成自己的免疫系统。

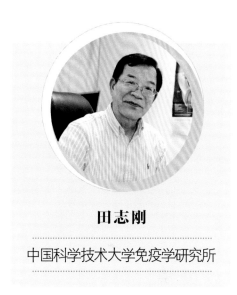

田志刚

中国科学技术大学免疫学研究所

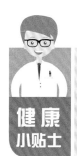

健康小贴士

儿童常见传染病包括：流感、手足口病、腮腺炎、水痘疱疹、细菌性腹泻等。预防工作尤为重要，包括：①母乳喂养；②按时接种各种疫苗；③饮食均衡，做到不挑食不偏食，增强儿童免疫力；④注意个人卫生习惯，勤洗手，尽量减少到人员密集场所，避免接触呼吸道感染患者等。

3 为什么儿童容易咳嗽

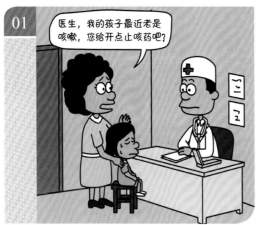

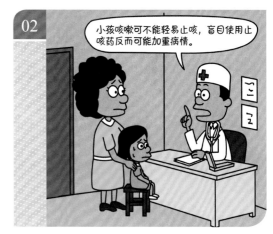

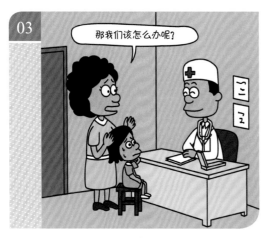

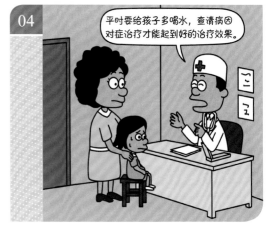

专家解读

咳嗽是人体的一种自我保护机制。部分病原微生物和大气颗粒物会穿过鼻腔，进入呼吸道，咳嗽的作用就是将这些有害物质排出体外。儿童的呼吸道比成年人更敏感，免疫系统尚未发育健全，呼吸道更容易遭受有害物质和病原微生物的侵袭。此外，室内装修建材、吸烟等造成的空气污染也是导致儿童容易咳嗽的重要原因。

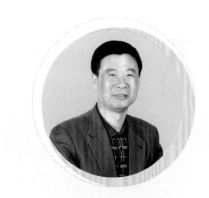

魏海明

中国科学技术大学免疫学研究所

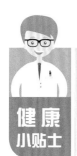

健康小贴士

儿童咳嗽不应盲目止咳，适度的咳嗽有利于清除有害物质；切勿滥用抗生素，抗生素仅对因为细菌导致的呼吸道感染有效；多饮水有利于止咳和去痰，咳嗽严重时应及时找医生看。

为什么现在小儿白血病患者有所增加

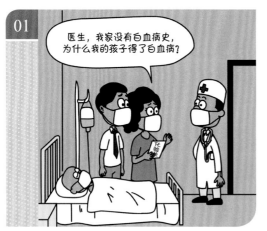

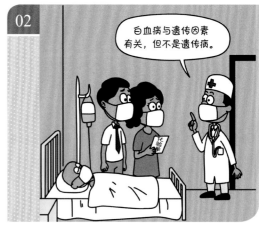

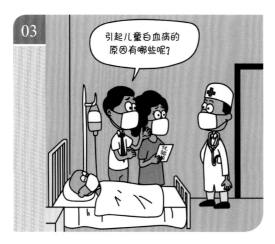

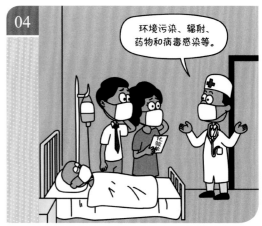

专家解读

白血病的发生首先是因为接触了有毒物质，如装修污染（苯、甲醛等）、汽车尾气、辐射、药物和病毒感染等。当病人自身免疫功能低下、抵抗力减弱时，不能及时清除体内突变的白血病细胞，容易导致白血病发生。适当增强儿童自身免疫功能，避免接触有毒物质，可以降低白血病发生的几率。

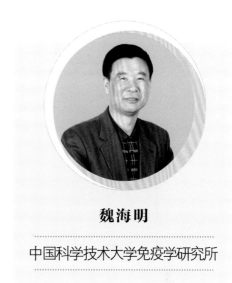

魏海明

中国科学技术大学免疫学研究所

健康小贴士

①尽量避免让儿童暴露在有害环境中；②饮食要规律、多吃新鲜蔬菜水果、五谷杂粮；③加强锻炼、多参加户外运动增强免疫力；④装修尽可能选用环保材料，加强开窗通风，检测合格后再入住；⑤发现可疑症状及时就诊，早诊断，早治疗。

5 什么是儿童免疫缺陷病

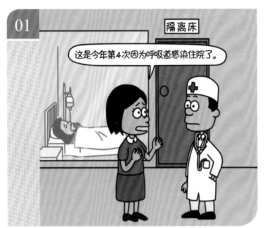

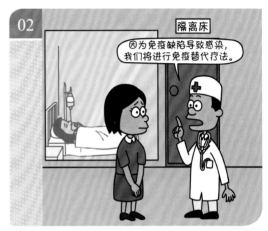

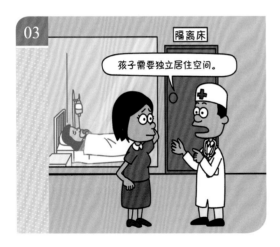

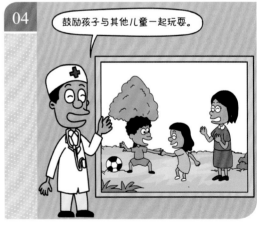

专家解读

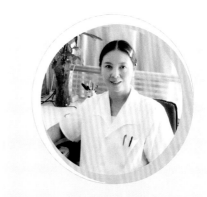

陈雪玲

石河子大学医学院

免疫缺陷病是指免疫器官、免疫细胞及免疫活性分子发生缺陷，引起某种免疫能力缺失或降低，导致机体防御能力下降的一组临床综合征。因先天遗传因素导致的免疫功能缺陷病，称为原发性免疫缺陷病，反复和慢性感染是其最常见的临床表现。该病多表现为反复的上呼吸道感染、严重的细菌持续性感染，对抗感染治疗反应性差甚至没有反应。患儿若未因感染而死亡，随年龄增长易发生自身免疫性疾病和肿瘤，以 B 细胞淋巴瘤多见；有明显家族史，可影响患儿生长发育，体重下降或不增；可伴营养不良和贫血。

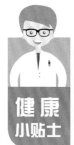

健康小贴士

①保护性隔离与鼓励患儿以相对正常的生活方式相结合；②合理使用抗生素；③针对性地进行免疫替代疗法、免疫调节和免疫重建；④应保证患婴充足的营养供给，鼓励和促进母乳喂养。生活中要为患儿创造一个独立的居住空间，以减少感染的机会；另一方面应注意呵护有度，鼓励其与健康儿童一起玩耍和上学，以免出现精神障碍。

6 如何发现孩子的免疫缺陷

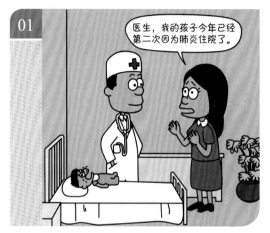

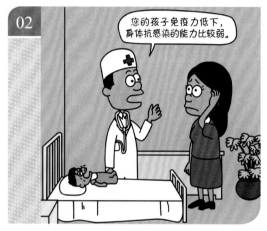

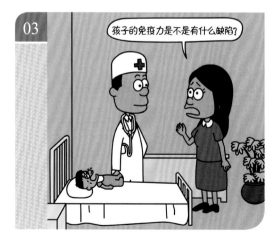

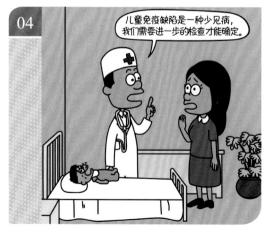

专家解读

免疫缺陷病分为原发性免疫缺陷病和获得性免疫缺陷病。其中原发性免疫缺陷病多发生于婴幼儿，与遗传因素密切相关，是由于基因突变所导致的免疫细胞或免疫活性分子功能缺失，进而引起机体免疫功能异常的一种临床综合征，发现并正确诊断免疫缺陷病需要专业检测技术，需要尽早送孩子到医院进行检查。

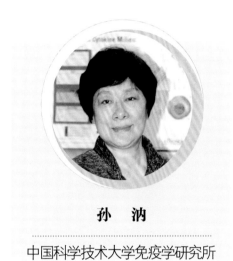

孙 汭

中国科学技术大学免疫学研究所

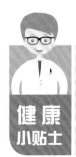

健康
小贴士

儿童免疫缺陷病多为原发性免疫缺陷病，涉及病种多样，其主要临床表现为：反复、持续性感染，肿瘤易感性升高，自身免疫病等。可通过免疫学指标检测和针对致病基因的序列分析进行确诊。

7 你听说过儿童过敏体质吗

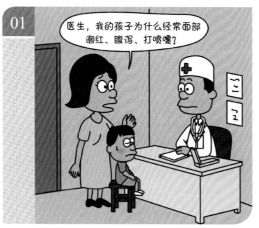

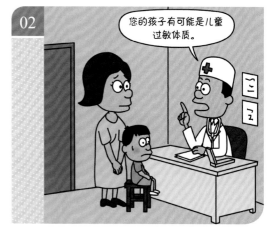

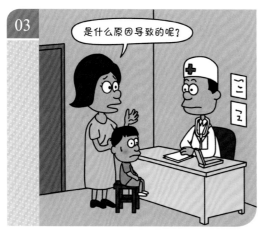

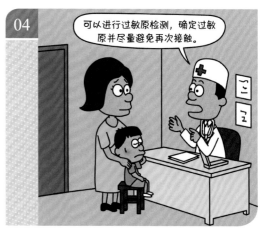

专家解读

0~6岁的儿童自身免疫调节系统尚未发育成熟，易发生过敏性疾病，这种体质即为儿童过敏体质，具有很高的遗传性。它的主要症状为：儿童反复出现面颊潮红、皮肤湿疹、鼻塞流涕、腹痛腹泻等；甚至出现过分活跃、情绪暴躁等行为异常。这些可能会不同程度地影响儿童体格、智力和情感认知的发育。

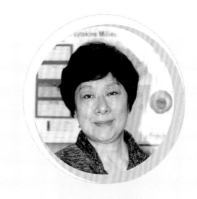

孙 汭

中国科学技术大学免疫学研究所

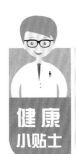

健康小贴士

改善儿童过敏体质应从两方面着手：①尽量避免儿童接触过敏原，有条件者可到医院进行过敏原测试；②增强儿童体质和免疫力，如母乳喂养、加强体育锻炼、增加营养和按时接种疫苗等。

8 如何提高儿童免疫力

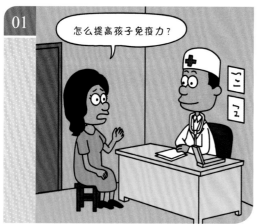

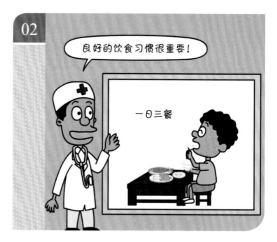

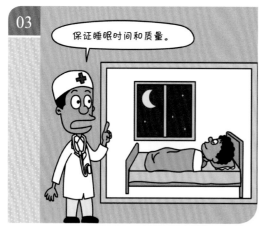

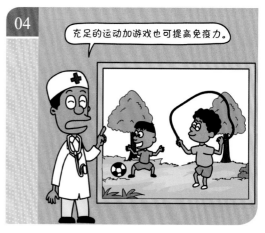

专家解读

应该说吃好、睡好、运动好是提高儿童免疫力三大方法。饮食是提高免疫力的重要途径，应培养孩子良好的饮食习惯，注意铁和维生素的补充；孩子睡得好也很关键，要保证睡眠的时间和质量，培养孩子良好的睡眠习惯；运动加游戏，强化免疫力，游戏是孩子最好的运动，多带孩子进行户外活动。

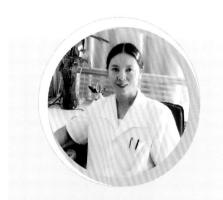

陈雪玲

石河子大学医学院

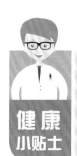

健康小贴士

吃得好很重要，但要注意肥胖是孩子健康的大敌；睡得好同样重要，枕头高度、软硬要适中，不要让孩子睡懒觉；可多晒太阳。

9 喂奶能否提高婴儿免疫力

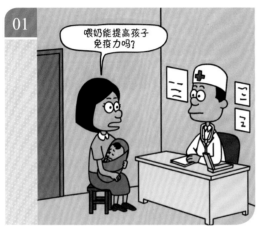

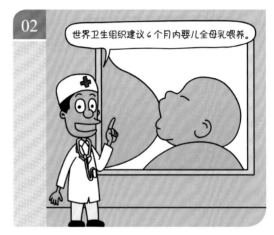

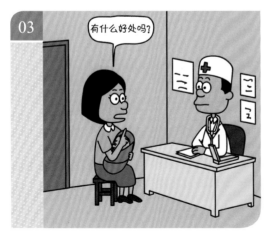

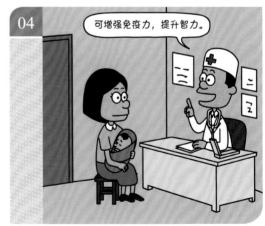

专家解读

研究显示，用母乳喂养的婴儿更为健康，母乳可增强免疫力、提升智力、减少婴儿猝死症的发生、减少儿童期肥胖、减少罹患过敏性疾病等。目前，世界卫生组织认为，母乳喂养可以降低儿童的死亡率，它对健康带来的益处可以延续到成人期。出生后最初 6 个月建议纯母乳喂养，接着可添加适当的补充食品配合母乳喂养，直至 2 岁或更长。世界卫生组织和联合国儿童基金会建议，在婴儿出生的头一个小时里就开始母乳喂养。

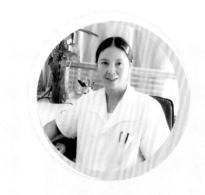

陈雪玲

石河子大学医学院

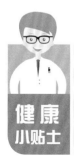

健康小贴士

根据世界卫生组织的推荐，为了实现最佳生长、发育和健康，婴儿在生命的最初 6 个月应完全接受母乳喂养，即仅食用母乳。但是，允许婴儿服用滴剂和糖浆（维生素、矿物质和药物）。婴儿在 6 个月大时（180 天）可以开始接受除母乳之外的补充食物。

加强营养能否提高儿童免疫力

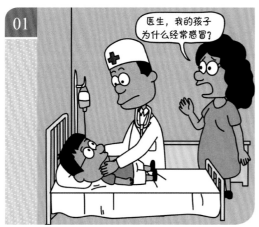

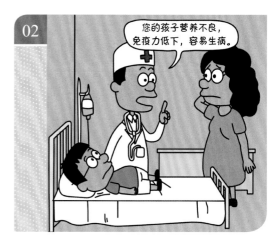

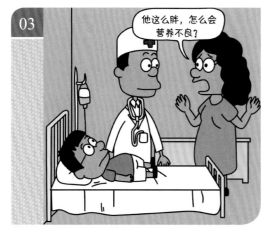

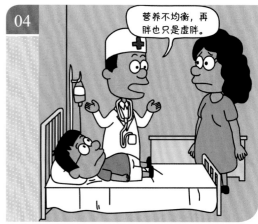

专家解读

营养物质为免疫系统提供战略物资，是增强免疫力的重要因素。营养不均衡或营养不良会导致人体不能生产足够的免疫细胞、抗体和黏膜屏障等"防御武器"，儿童容易出现体质虚弱、精神萎靡、经常生病、久病难愈、病后恢复慢等表现。

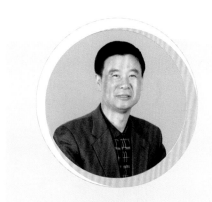

魏海明

中国科学技术大学免疫学研究所

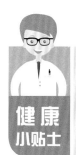

健康小贴士

加强营养不代表要"吃多吃饱"，应当注意食物种类的多样化，保持营养合理均衡。要常吃富含优质蛋白质的食物，如鱼虾、畜禽类、蛋、奶和豆制品等，常吃新鲜绿叶蔬菜和水果。不喝或少喝含糖饮料，不节食偏食，不暴饮暴食。

加强锻炼能否提高儿童免疫力

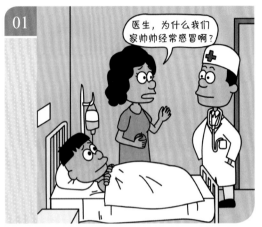

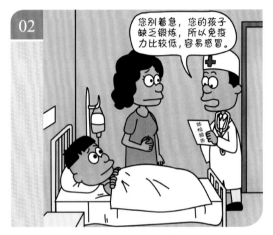

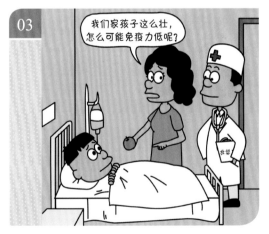

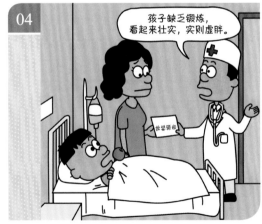

专家解读

加强锻炼与补充营养一样，对提高儿童的免疫力功不可没。锻炼能够提高儿童血液循环中各种免疫细胞的数量和效应功能，促进免疫细胞对细菌的吞噬和对病毒感染细胞的清除，维持机体的稳定状态。但并不是所有的锻炼都能发挥上述效果，科学合理地加强锻炼才能事半功倍。

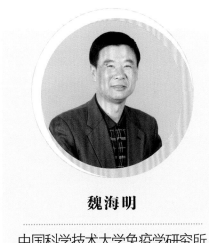

魏海明

中国科学技术大学免疫学研究所

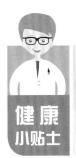

健康小贴士

合理的锻炼方式、适宜的锻炼强度以及长期坚持锻炼能够提高儿童的免疫力。慢跑、游泳、瑜伽等运动不仅能够丰富儿童的课余生活，更能提高机体的免疫力，真正做到强身而健体，让小家伙们在享受运动带来的乐趣的同时更能够健康地成长。

12 吃保健品能提高儿童免疫力吗

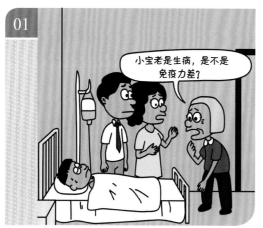

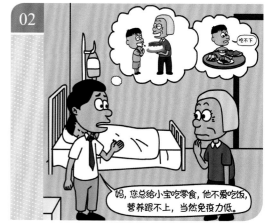

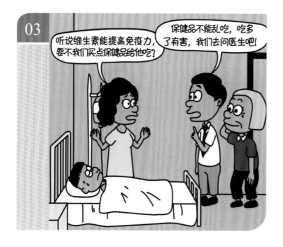

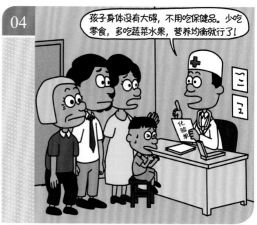

专家解读

保健品又名膳食补充剂，作为饮食无法提供足够营养物质时的补充。保健品中的维生素、矿物质、益生菌等物质对人体免疫功能有一定的调节作用。儿童处于生长发育阶段，合理膳食就能均衡摄入各种营养物质，满足儿童正常发育的需求。儿童发育正常的情况下，不需要额外吃保健品。滥服保健品反而会打破机体各类营养物质的均衡，对儿童健康起相反作用。

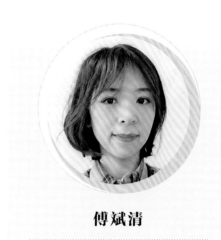

傅斌清

中国科学技术大学免疫学研究所

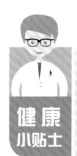

健康小贴士

保健品不能代替食物，要想增强孩子的免疫力，主要还得靠健康的饮食和运动。正常情况下儿童不需要吃保健品，随意或过量服用反而对孩子身体有害。如果家长想给营养不良或病后体弱的儿童吃保健品补充特定的营养，需要在医生的建议下科学服用。

儿童需要补钙吗

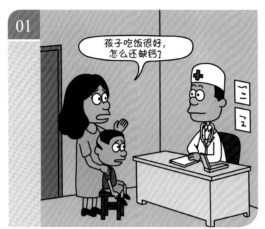

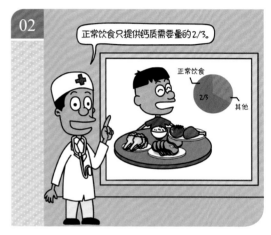

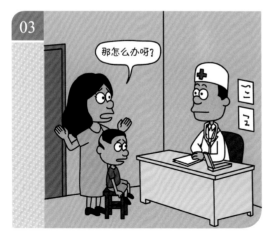

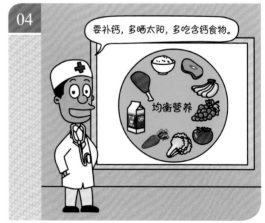

专家解读

按照正常的饮食，儿童每天从食物中摄取的钙质只有需要量的 2/3，所以每天必须额外补钙，以填补欠缺的钙。3 岁以上儿童缺钙会表现为：厌食、偏食；不易入睡、易惊醒；易感冒；头发稀疏；智力发育迟缓；学步、出牙不整齐；阵发性腹痛腹泻；X 或 O 型腿；鸡胸等。3 岁以下的婴幼儿缺钙会明显表现为：头发环秃，青蛙肚（肌肉缺钙松弛导致），指甲扁平外翻，夜间哭闹。

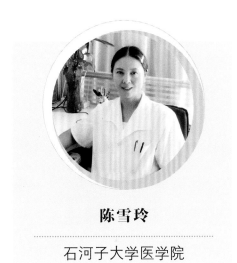

陈雪玲

石河子大学医学院

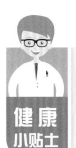

健康小贴士

①钙剂不与植物性食物同吃；②钙剂不与油脂类食物同食；③补钙最好安排两次喂奶之间；④多吃含钙多或能促进钙吸收的食物：⑤奶类、动物肝、蛋黄、鱼、肉及豆类，因富含维生素 D，可促进钙吸收，但动植物中的维生素 D 要经过紫外线照射转化后才能被人体利用，故小儿要适当晒太阳；⑥海带、小虾皮等海产品含钙量高；⑦骨头加醋熬汤喝；⑧鱼炸酥后连骨吃；⑨多吃酸水果、果汁、乳酸等，能促进钙的吸收。

14 什么是儿童计划免疫

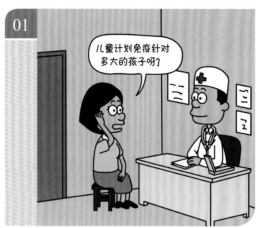

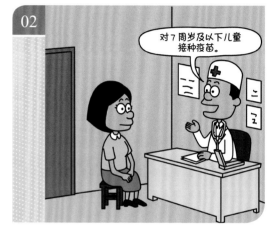

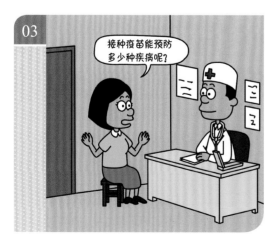

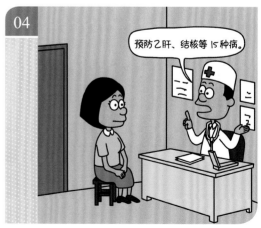

专家解读

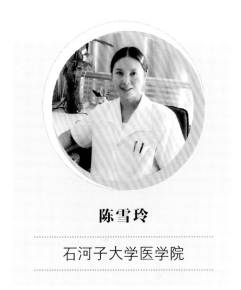

为普及儿童免疫，十届全国人大五次会议上提出了"扩大国家免疫规划范围"，其主要内容为：通过对7周岁及7周岁以下儿童接种疫苗，预防乙型肝炎、结核病、脊髓灰质炎、百日咳、白喉、破伤风、麻疹、甲型肝炎、流行性脑脊髓膜炎、流行性乙型脑炎、风疹、流行性腮腺炎、流行性出血热、炭疽和钩端螺旋体病等15种传染病。其中乙肝、卡介苗、脊灰、百白破、流脑、白破等疫苗在全国范围实施；出血热疫苗、炭疽疫苗、钩体疫苗在可能流行时进行应急接种。其他疫苗也将逐步在全国范围实施。

陈雪玲

石河子大学医学院

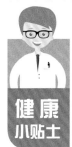

健康
小贴士

①免疫缺陷、肿瘤等免疫功能受到抑制者，不能使用活疫苗；②正患有发热或明显全身不适的急性疾病，推迟接种；③以往接种疫苗有严重不良反应者，停止接种；④有神经系统疾病患儿，如癫痫、痉挛等，不应接种含有百日咳抗原的疫苗。接种24小时内在接种局部出现红、肿、热、痛等表现，有时还伴有发热、头晕、恶心、腹泻等全身反应，一般属正常现象，不需任何处理，1~2天内可消失。

15 儿童接种疫苗后为什么会发热

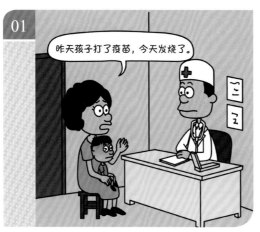

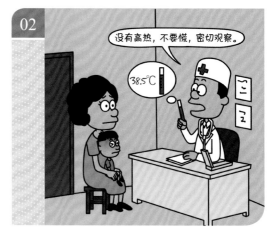

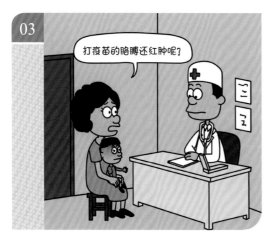

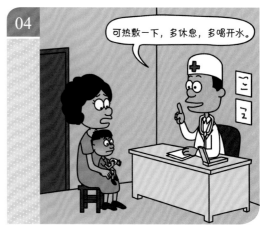

专家解读

发热反应是由于疫苗本身含有的菌体蛋白、内毒素及其他毒性物质等物理和化学作用所造成的局部红肿、浸润，引起发热及伴随发热而致的全身症状。在发热的同时，部分人伴有头晕、头痛、乏力和周身不适。个别人可伴有恶心、呕吐、腹痛、腹泻等胃肠道症状。此外，部分人在接种部位出现红晕、轻度肿胀和疼痛，甚至出现局部淋巴结肿大或淋巴管炎。以上反应一般在2~3天内消退。皮内接种卡介苗，2周左右也可在局部出现红肿、化脓、硬结。

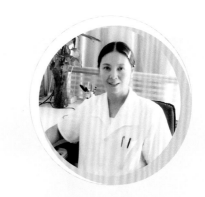

陈雪玲

石河子大学医学院

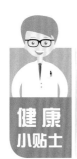

健康小贴士

发热反应一般都无需特殊处理，注意适当休息，多饮开水，注意保暖，防止继发其他疾病。对较重的局部反应，可用清洁毛巾热敷，每日数次，每次10~15分钟，可以帮助消肿，减少疼痛。但卡介苗的局部反应不能热敷。对较重的全身反应，可采取对症治疗，如有高热、头痛，可适当给予退热药。

16 儿童需要打免疫球蛋白吗

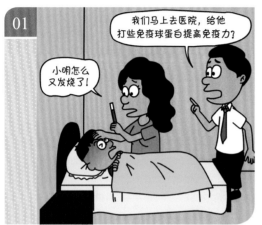

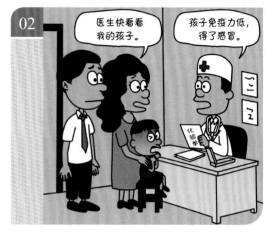

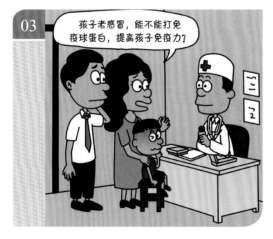

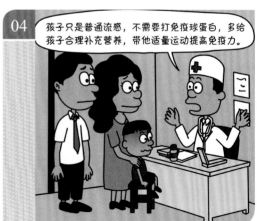

专家解读

免疫球蛋白是具有抗体活性的一类重要免疫效应分子，注射该生物制品可以短时间提高人体免疫力，有效缓解病情；但是长期使用会抑制自身抗体的产生，导致儿童主动免疫能力降低，并且可能导致过敏反应或增加血液黏稠度。免疫球蛋白制品作为处方药，使用应遵从医嘱。

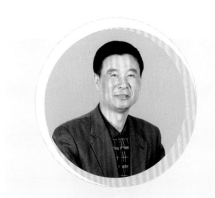

魏海明

中国科学技术大学免疫学研究所

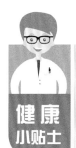

健康
小贴士

提高儿童免疫力，平时应注意保持孩子营养均衡，多吃富含优质蛋白、维生素的食物，注意给孩子保暖，引导孩子适量运动。孩子生病，需要遵从医嘱合理用药。

17 为什么孩子不打疫苗就不让上学

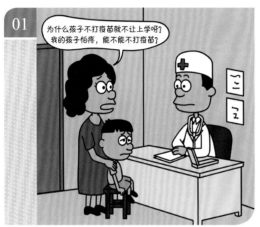

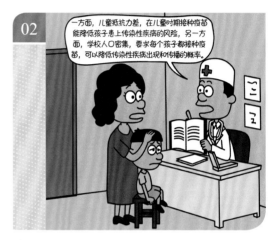

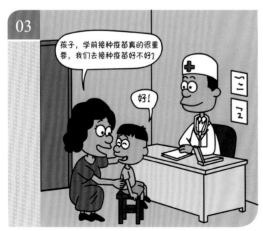

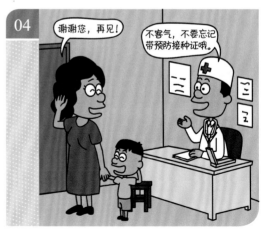

专家解读

疫苗是指用各类经过人工处理的减毒或者灭活的病原微生物或其代谢产物，作为抗原成分接种给人体，使人体产生针对该类病毒的特异性抗体或细胞免疫应答。当人体再次接触到该类病毒后就会产生更多的保护物质来阻止病原体的伤害。学校人口密集，且儿童抵抗力较低、皮肤黏膜娇嫩，导致学校更易成为传染性疾病的发源地。按时接种疫苗可以降低儿童感染细菌病毒的风险。同时为了维护学校内每个儿童的健康，国家规定所有儿童进入幼儿园、中小学前都要按规定接种计划内疫苗。

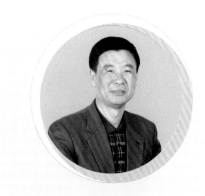

魏海明

中国科学技术大学免疫学研究所

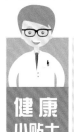

健康小贴士

预防接种证是儿童预防接种的重要记录凭证，每个儿童都要按照国家规定建证并接受预防接种。国家要求儿童进入幼儿园、中小学都要查验接种证，托幼机构、学校在办理入托、入学手续时，需要家长上交预防接种证，未按规定接种者，补种后才能上学。所以，当儿童计划内疫苗与计划外疫苗接种完成后，家长应保管好接种证，以备孩子入托、入学、入伍或将来出入境查验。

18 儿童接种疫苗时应注意什么

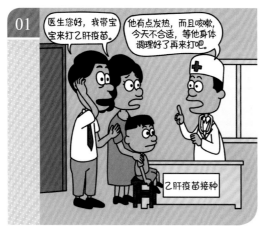

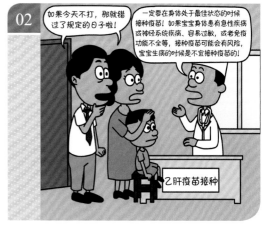

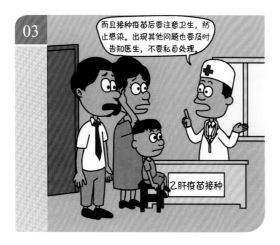

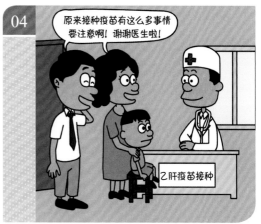

专家解读

接种疫苗是预防感染性疾病的最有效方法之一，但若是接种不当，可能会导致无效、感染，甚至休克等严重后果。儿童若患有急性疾病或神经系统疾病、容易过敏，或者免疫功能不全等，则不宜或应暂缓接种疫苗，待将身体调理至最佳状态再行接种；接种后要注意卫生，密切关注身体状况，及时咨询医生。

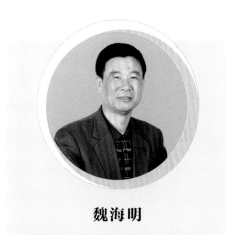

魏海明

中国科学技术大学免疫学研究所

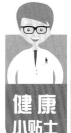

健康小贴士

疫苗接种不当会危及自身健康，接种疫苗时一定要将身体调理至最佳状态，并严格遵守医嘱，出现问题及时与医生沟通。

19 儿童接种疫苗后会不会再得病

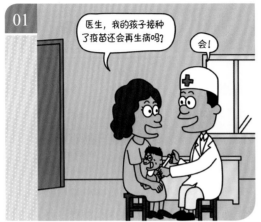

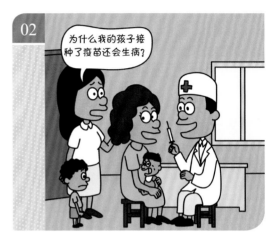

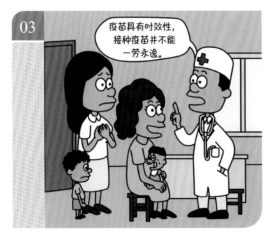

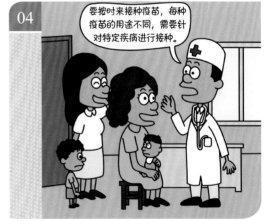

专家解读

疫苗是一类利用病原微生物或者其代谢产物减活或者灭活处理后，注入人体内，使人体产生特异性抗体的免疫制剂，但是每一种疫苗都针对特定的病原，所以防御病原的范围非常有限。且随着时间的增长，体内的抗体浓度会逐渐下降，因此，儿童注射疫苗并不是一件一劳永逸的事情。

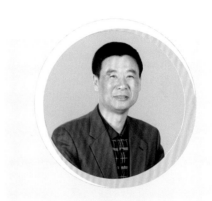

魏海明

中国科学技术大学免疫学研究所

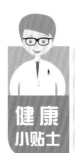

健康小贴士

科学地接种疫苗可以降低机体患相应疾病的概率，但是疫苗不是万能的，根据不同疫苗的时效性和特异性，按时接种相应的疫苗，可以有效提高机体抵御病原的能力。

20 乙肝妈妈如何避免生出乙肝宝宝

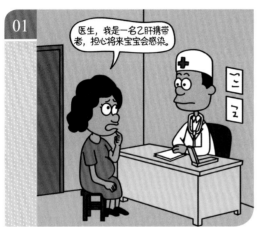

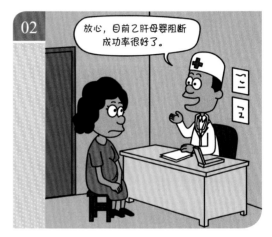

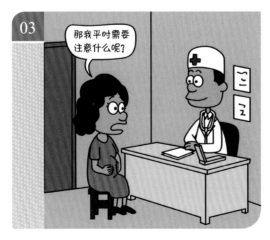

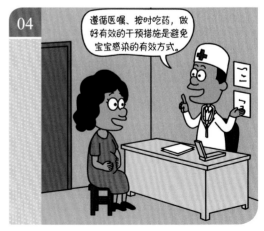

专家解读 🔍 ···

乙肝病毒主要通过母婴垂直传播方式传给婴儿，而母婴阻断是预防乙肝的主要措施。乙肝携带者备孕前，可口服抗病毒药物从而降低血液中病毒载量，在病毒抗原明显降低后再开始怀孕，新生儿在出生时立即注射乙肝疫苗和高效价乙肝免疫球蛋白，可以较好阻断乙肝母婴传播。

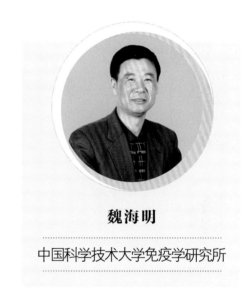

魏海明

中国科学技术大学免疫学研究所

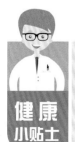

健康小贴士

对于患有乙肝的妇女，可以在备孕前选择使用合适的抗病毒药物进行治疗，待病毒含量明显降低后再准备怀孕；此外，为新生儿采取联合免疫即在出生时同时注射乙肝疫苗和高效价乙肝免疫球蛋白，能够有效地避免宝宝感染乙肝病毒。

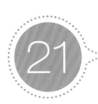 乙肝妈妈能给宝宝喂奶吗

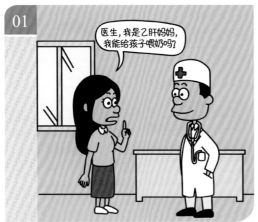

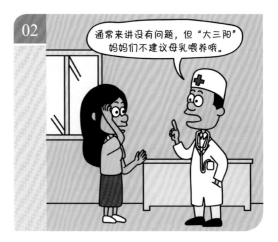

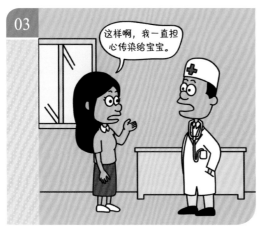

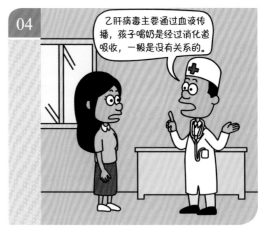

专家解读

研究表明，乙肝妈妈母乳喂养与人工喂养的婴儿发生乙肝病毒感染的比例相当。只要宝宝在出生 24 小时内注射乙肝免疫球蛋白和乙肝疫苗，母乳喂养对于宝宝来说是利大于弊的。但乙肝病毒复制活跃的"大三阳"妈妈们还是应该避免哺乳。

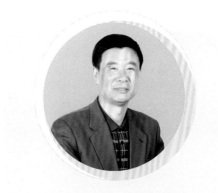

魏海明

中国科学技术大学免疫学研究所

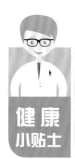

健康
小贴士

需要注意的是，如果婴儿口腔、咽喉、食管、胃肠黏膜等处有破损、溃疡，母乳中的乙肝病毒就会由此进入血液循环，并可能诱发乙肝病毒感染，母亲乳头破裂者也应暂时停止母乳喂养，正在接受核苷类似物抗病毒治疗的母亲，由于药物能从乳汁中排泄，因此也不能进行母乳喂养。

22 乙肝宝宝如何健康成长

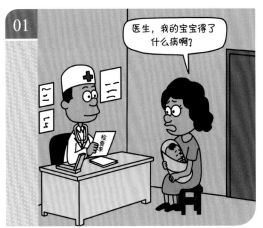

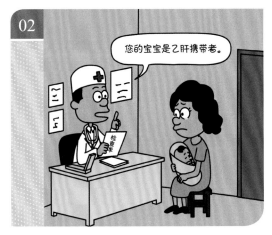

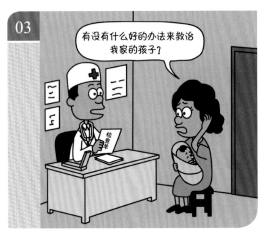

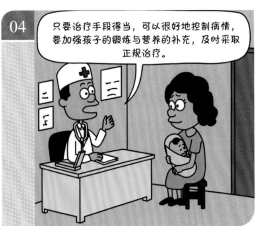

专家解读

　　婴幼儿免疫系统不健全，感染乙肝后容易成为慢性携带者。对乙肝宝宝要加强营养与锻炼，培养良好的卫生习惯，及时监测宝宝的病毒滴度和转氨酶含量，采用干扰素或核苷药物进行科学治疗。

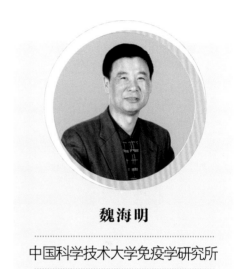

魏海明

中国科学技术大学免疫学研究所

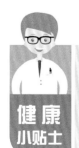

健康小贴士

　　乙肝并不可怕，采取正确的治疗手段可以很好地控制病情发展。要注意加强宝宝的锻炼，加强营养的补充，促进孩子的心理健康，及时检测宝宝的身体状况，采取科学的治疗方案。

23 什么是新生儿 Rh 血型溶血性贫血

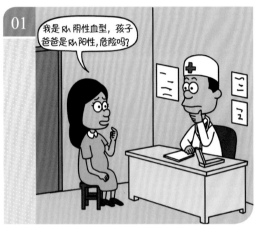

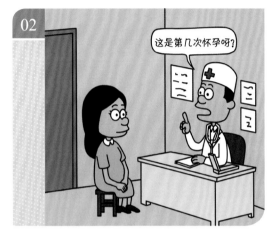

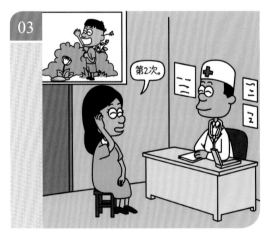

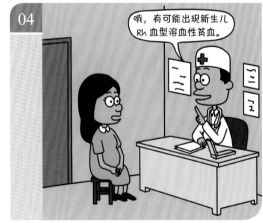

专家解读

Rh 血型不合多发生在 Rh 阴性母亲第二次怀有 Rh 阳性胎儿时。Rh 阴性母亲第一次怀 Rh 阳性胎儿，分娩时有少量胎儿红细胞通过胎盘进入母体，诱导母亲产生特异性抗 Rh 抗体；怀第二胎 Rh 阳性胎儿时，抗体通过胎盘进入胎儿体内引起溶血。最严重时可导致胎儿在宫内发生极重度贫血伴宫内死亡，或新生儿极度苍白，严重的全身水肿，包括胸腔积液和腹水，发生心功能衰竭，伴随低蛋白血症、高胆红素血症、黄疸等。

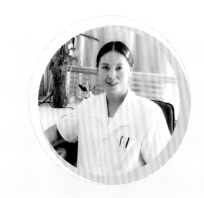

陈雪玲

石河子大学医学院

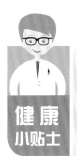

健康小贴士

胎儿出生时即有胎儿水肿、严重贫血、高排出量的心衰或休克的体征时，应该保持有效通气、抽腹水或胸腔积液和尽快换血。

如何预防新生儿 Rh 血型溶血性贫血

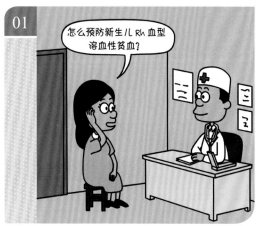

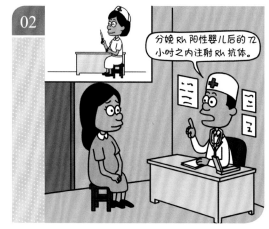

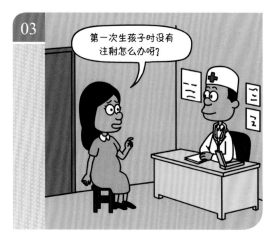

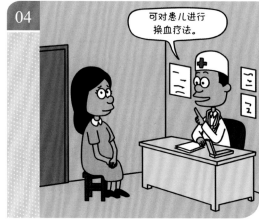

专家解读

产妇可在分娩 Rh 阳性婴儿后的 72 小时之内接受一剂（300 μg）肌内注射 Rh 免疫球蛋白（RhD IgG），以预防下一胎发生 Rh 溶血。对胎儿水肿，应使用部分交换输血给予 Rh 阴性红细胞治疗贫血。在患儿病情稳定后，用 2 倍于婴儿血容量的 Rh 阴性血进行换血，用地高辛和利尿剂治疗心功能衰竭，碱性液体治疗代谢性酸中毒，有呼吸窘迫者需用呼吸机支持。

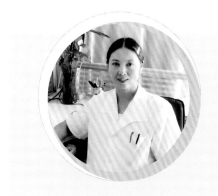

陈雪玲

石河子大学医学院

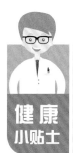

健康
小贴士

Rh 阴性的孕妇若与丈夫的 Rh 血型不合，可作抗人球蛋白间接试验监测孕妇抗体。产前 B 超检查对了解胎儿溶血程度有一定价值，主要观察有无胎儿水肿、腹水、胸腔积液、肝脾肿大、胎盘水肿、羊水量等。

25 什么是新生儿破伤风

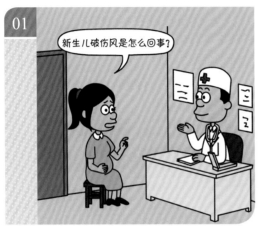

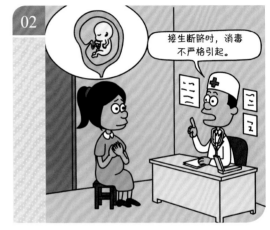

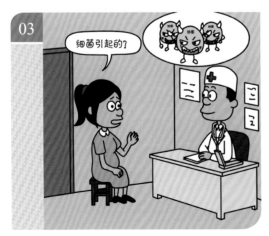

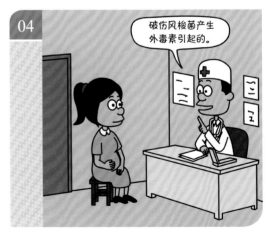

专家解读

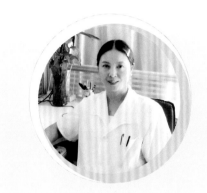

陈雪玲

石河子大学医学院

新生儿破伤风又称"四六风""脐风""七日风"等，系由破伤风梭菌侵入脐部，产生毒素而引起的以牙关紧闭和全身肌肉强直性痉挛为特征的急性严重感染性疾病。接生断脐时，接生人员的手或所用的剪刀、纱布未经消毒或消毒不严格，或出生后不注意脐部的清洁消毒，致使破伤风梭菌自脐部侵入而引起新生儿破伤风。早期症状为哭闹、口张不大、吸吮困难，伴有阵发性双拳紧握，上肢过度屈曲，下肢伸直，呼吸肌和喉肌痉挛可引起青紫窒息。

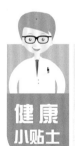

健康小贴士

用压舌板压舌时，用力愈大，张口愈困难，压舌板反被咬得越紧，称为压舌板试验阳性，有助于早期诊断。任何轻微刺激（声、光、轻触、饮水、轻刺等）即可诱发痉挛发作，痉挛发作时患儿神志清楚为本病的特点。控制痉挛、预防感染、保证营养是治疗的三大要点。

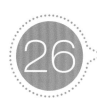 什么样的伤口容易发生破伤风

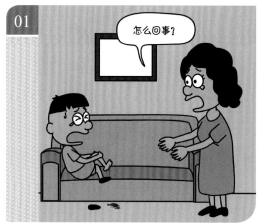

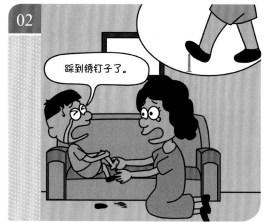

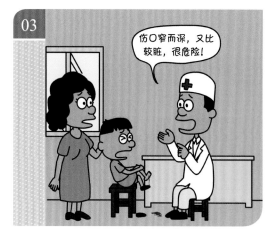

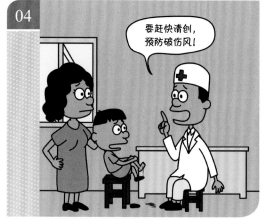

专家解读 🔍

破伤风是由于破伤风梭菌产生破伤风痉挛毒素引起的，而破伤风梭菌多以芽胞状态分布于自然界，尤以土壤中最为常见，可在土壤中生存数年之久。该菌对环境有很强的抗力，能耐煮沸1～3小时。由于该菌是厌氧菌，故而需要伤口形成一个厌氧微环境才能繁殖产生毒素：如伤口窄而深，伴有泥土或异物污染（窄、深、脏），或者大面积损伤，造成局部组织缺血缺氧，若混合感染有其他非厌氧菌、更容易形成厌氧微环境。

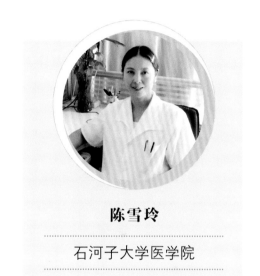

陈雪玲

石河子大学医学院

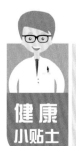

健康小贴士

伤口要及时清创扩创，防止厌氧微环境形成。可用双氧水或1:1000的高锰酸钾液体冲洗，开放伤口，禁缝合。

27 如何防治破伤风

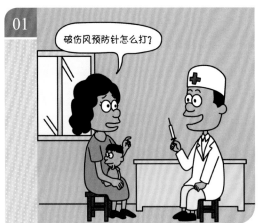

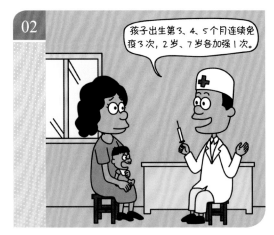

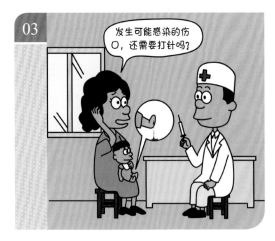

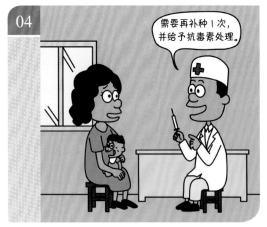

专家解读

预防破伤风首先要建立基础免疫，用百白破三联制剂（DPT）对 3～6 个月儿童在出生后第 3、4、5 个月连续免疫 3 次，2 岁、7 岁各加强 1 次，以建立基础免疫。对可能感染破伤风的外伤，立即再补种一针类毒素做紧急预防。伤口污染严重的未经过基础免疫者，立即注射 TAT 抗毒素紧急预防或治疗，注射之前做过敏试验，对过敏者需做脱敏治疗。同时进行抗菌治疗，清创扩创也很重要。

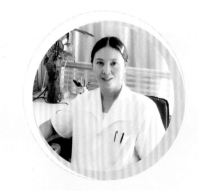

陈雪玲

石河子大学医学院

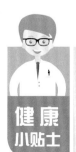

健康小贴士

破伤风重点在于早期诊断，因此凡有外伤史，不论伤口大小、深浅，如果伤后出现肌紧张、扯痛、张口困难、颈部发硬、反射亢进等，均应考虑此病的可能性。伤口分泌物培养阴性亦不能排除本病。

小儿湿疹是遗传病吗

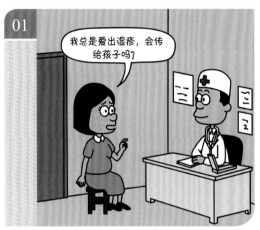

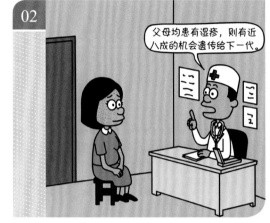

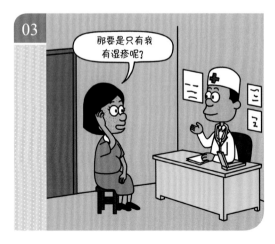

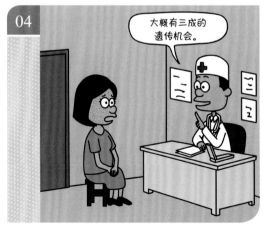

专家解读

有湿疹的家长比较担心这类问题，还有一些有湿疹的孕妇，她们怕自己的小孩出生后会得湿疹。应该指出湿疹通常是有可能遗传，如父母中一方患有湿疹，其孩子就有三成的遗传机会；如父母均患有湿疹，则有近八成的机会遗传给下一代。湿疹一般在幼年时发病。但湿疹并不传染，如果经久不愈，多数可自体扩展。

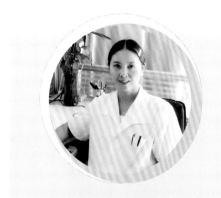

陈雪玲

石河子大学医学院

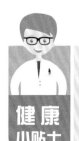

健康小贴士

湿疹是可以治愈的，特别是服用中药后，可逐步纠正过敏性体质，改善过敏性。有湿疹症状的患者应该尽量寻找发病原因并去除之，注意调整饮食，忌食辛辣刺激，避免进食易致敏的物品，如酒类、海鲜类食物应禁用，以清淡饮食为好；尽量减少外界不良刺激，如抓挠、肥皂、热水烫洗等；衣着应较宽松、轻软，避穿毛制品或尼龙织品。

29 如何防治小儿湿疹

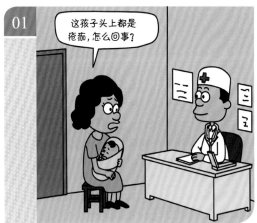

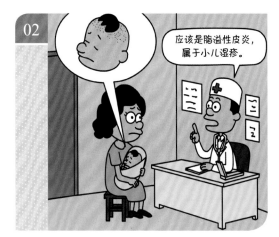

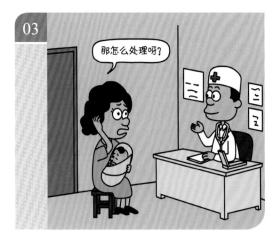

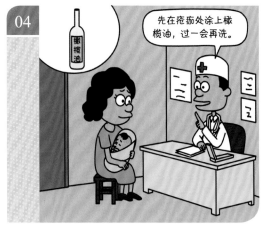

专家解读

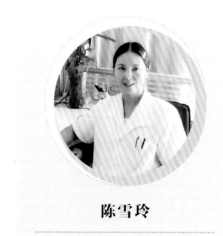

陈雪玲

石河子大学医学院

小儿湿疹，即特应性皮炎（atopic dermatitis，AD），又称为遗传过敏性皮炎、异位性皮炎，是一种慢性、复发性、炎症性皮肤病。多于婴幼儿时期发病，并迁延至儿童和成人期。以湿疹样皮疹，伴剧烈瘙痒，反复发作为临床特点，严重影响生活质量。主要是对食入物、吸入物或接触物不耐受或过敏所致。患有湿疹的孩子起初皮肤发红、出现皮疹，继之皮肤发糙、脱屑，抚摸孩子的皮肤如同触摸在砂纸上一样。遇热、遇湿都可使湿疹表现显著。

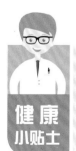

健康小贴士

①保持皮肤清洁干爽，给宝宝洗澡的时候，宜用温水和不含碱性的沐浴剂，沐浴剂必须冲净；②头发要每天清洗，若已经患上脂溢性皮炎，仔细清洗头部疮痂，可先在疮痂处涂上橄榄油，过一会再洗；③避免皮肤暴露在冷风或强烈日晒下；④夏天运动流汗后，仔细抹干汗水，天冷干燥时应搽上防过敏的非油性润肤霜；⑤不穿易刺激皮肤的衣服，如羊毛、丝、尼龙等；⑥修短指甲，减少抓伤的机会。

什么是手足口病

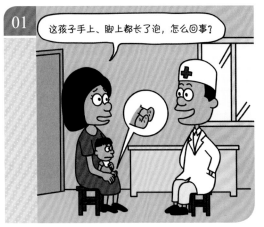

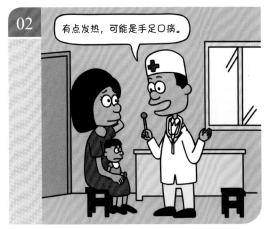

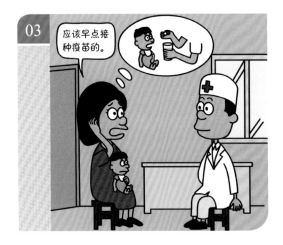

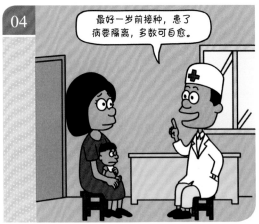

专家解读

手足口病是由肠道病毒引起的传染病，多发生于 5 岁以下儿童，表现为口痛、厌食、低热，手、足、口腔等部位出现小疱疹或小溃疡，多数患儿一周左右自愈，少数可发生心肌炎、肺水肿、无菌性脑膜脑炎等并发症。个别重症患儿病情发展快，导致死亡。目前尚缺乏有效治疗药物，主要是对症治疗。

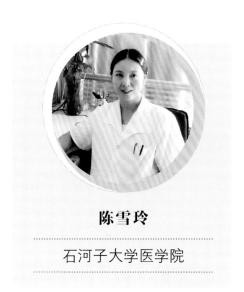

陈雪玲

石河子大学医学院

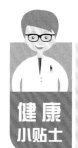

健康小贴士

①越早接种手足口病疫苗（EV71 疫苗）越好，鼓励在 12 月龄前完成接种程序，以便尽早发挥保护作用；②勤洗手、勤漱口、勤给房间通风；③吃熟食、喝开水、晒太阳，手足口病流行期间不宜带儿童到人群聚集、空气流通差的公共场所；④儿童出现相关症状要及时就诊，注意隔离患儿，减少交叉感染。

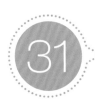

31 什么是轮状病毒肠炎

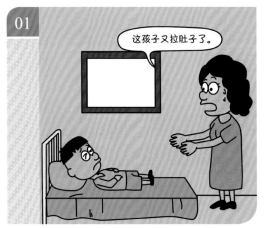

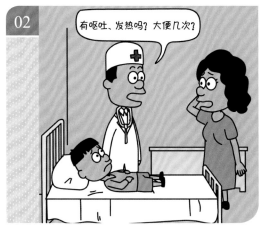

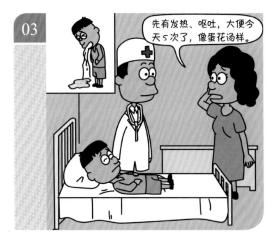

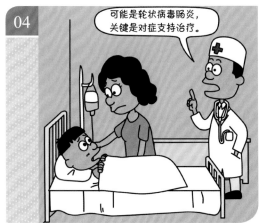

专家解读

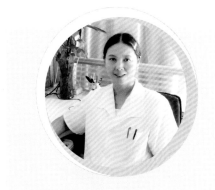

陈雪玲

石河子大学医学院

轮状病毒主要以粪－口途径传播，病毒颗粒也可以气溶胶形式经呼吸道传播。轮状病毒肠炎的潜伏期为 1～3 天，起病急，典型的症状为呕吐、发热及非血性腹泻。在病初 1～2 天，先有呕吐、发热，之后会出现腹泻，大便每日 3～10 余次，可伴有腹胀和肠鸣等。便急且量多，呈淡黄色的稀薄水样或蛋花汤样，偶有黏液，无脓血。重者出现不同程度的脱水和电解质紊乱、代谢性酸中毒，甚至肠套叠等。可能还会有呼吸道症状、中枢神经系统症状、心脏受损、肝肾损害等相关表现。

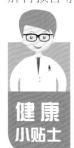

健康小贴士

轮状病毒感染为自限性疾病，目前尚无特效药物和治疗办法，主要是对症支持，治疗的关键是防止脱水和电解质紊乱。自然病程约一周左右，少数可长达 2 周以上，一般预后良好，但脱水严重又未积极治疗者亦可发生死亡，免疫缺陷者常因混合感染而转为慢性腹泻或严重的疾病。

32 轮状病毒疫苗到底要不要接种

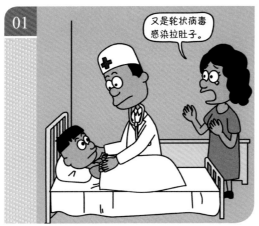

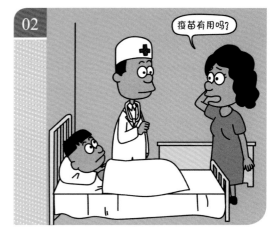

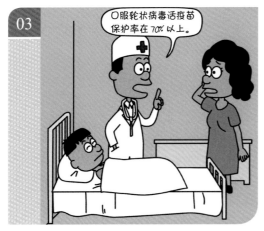

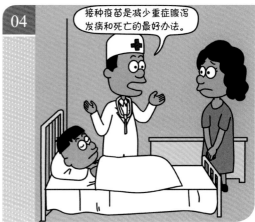

专家解读

轮状病毒感染是临床上引起 2 岁以内小宝宝胃肠炎的最常见原因之一，该病具有典型的流行季节，常见于每年 10 月中下旬至次年的 2 月份，也是我国 5 岁以下儿童腹泻的首要病因。全球每年约有 4 亿人（1.11 亿～1.35 亿儿童）患有轮状病毒肠炎，其中大约有 80 万儿童死亡；我国每年约有 1800 万儿童发生轮状病毒肠炎，其中约有 3 万～4 万儿童死于该病。

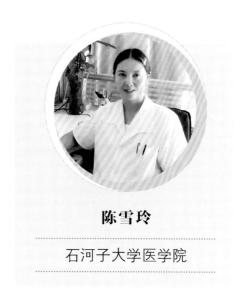

陈雪玲

石河子大学医学院

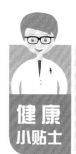

健康
小贴士

完善的卫生设施和良好的卫生条件并不能阻止轮状病毒的传播。而接种轮状病毒疫苗是减少重症腹泻发病和死亡的最好办法。国内的疫苗只有一种：口服轮状病毒活疫苗。该活疫苗对轮状病毒胃肠炎的保护率为 72%；对轮状病毒导致的重症腹泻保护率为 70%。

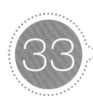

33 孩子发热真的会"烧坏脑子"吗

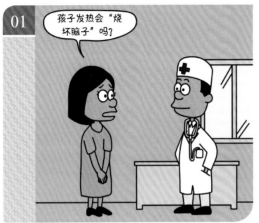

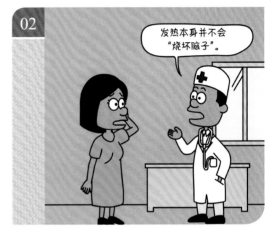

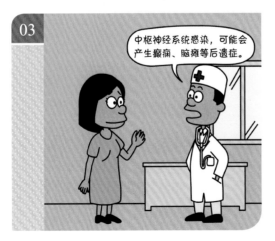

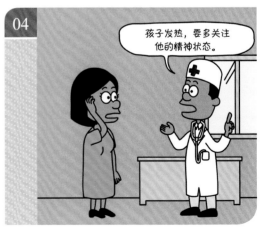

专家解读 🔍

发热不是一种"病"，只是疾病的外在表现，是疾病的症状，发热本身并不会"烧坏脑子"。没有任何研究表明发热本身会恶化病情或"烧坏脑子"！但有些中枢神经系统感染，比如病毒性脑炎、化脓性脑膜炎，临床表现为发热，如不能及时诊治，可能会产生神经系统后遗症，诸如癫痫、脑瘫、智力障碍、肢体运动障碍等。

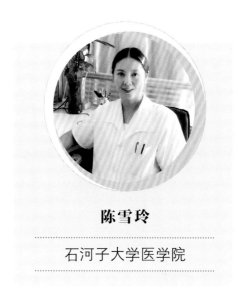

陈雪玲

石河子大学医学院

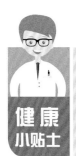

健康小贴士

对于发热患儿，不能只是关注发热这个症状，还要关注发热时间长短、热峰、睡眠、饮食、眼神、活动、循环、呼吸和精神状态等等。特别是精神状态，如果患儿发热伴随精神反应差、肢体异常运动、眼神游离、皮肤花斑纹等症状和表现，这时候应该引起家长的高度重视。

34 小儿发热，须合理使用"退烧药"

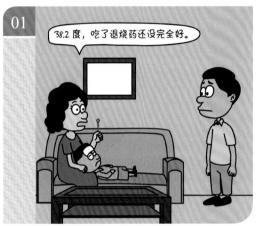

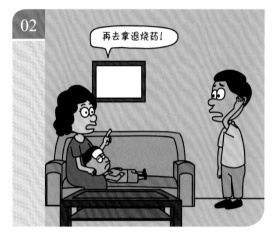

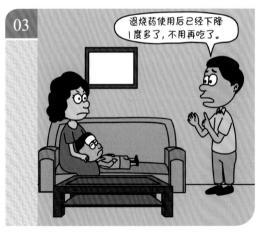

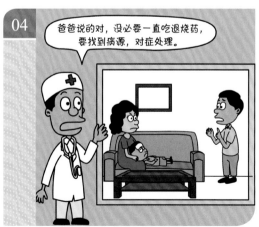

专家解读

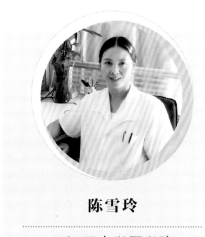

"退烧药"并不是为了让孩子体温正常，而是为了缓解孩子的不适，减少孩子由于发热引起的不舒服。事实上，盲目追求体温正常只不过是家长为了缓解自己的"发热恐惧"，而不是治疗患儿的"发烧"，为了达到体温正常而增加药量或交替使用"退烧药"只会增加患儿的相关风险。

陈雪玲

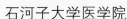

石河子大学医学院

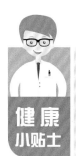

健康小贴士

退烧药起效后，体温一般是下降1~2℃，而不是恢复正常。如果服用退烧药后患儿体温仍然高于38.5℃，但患儿头晕、头痛、疲倦、纳差等症状得到缓解，那么退热药的目的也就达到了，没有必要一味追求体温正常。

35 天天晒太阳，还用得着"补钙"吗

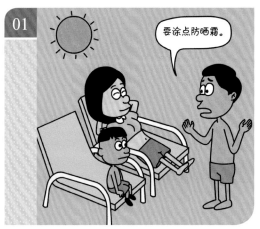

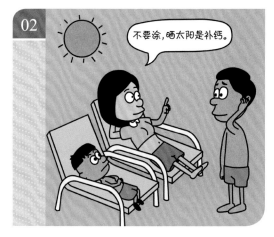

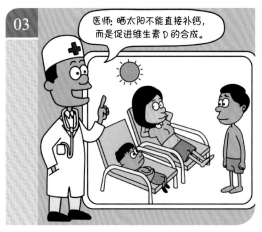

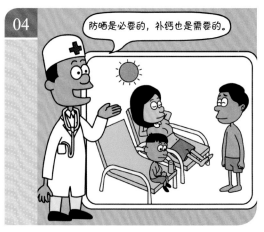

专家解读

晒太阳不能直接补钙，而是促进维生素 D 的合成，维生素 D 可以提高钙磷的吸收，促进骨骼钙化。人体内维生素 D 有两个来源，一个是紫外线照射皮肤而来，一个是从鸡蛋、动物肝脏等食物中摄取，但食物摄取是主要来源。

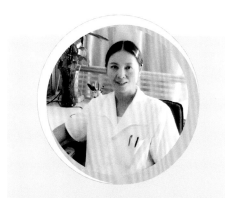

陈雪玲

石河子大学医学院

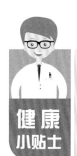

健康小贴士

涂抹防晒霜不能完全阻挡紫外线，仍然可以保证皮肤中维生素 D 的合成，而且可以预防皮肤癌的发生。长时间暴晒可能会出现紫外线灼伤，甚至诱发白癜风，所以防晒是必要的，小儿防晒霜应该选用 SPF15 清爽无油配方的比较合适。

提高儿童免疫力，不能乱吃药

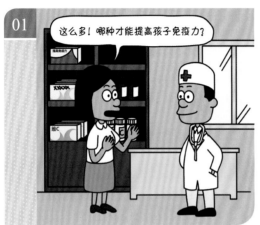

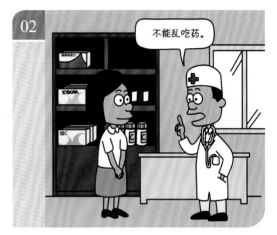

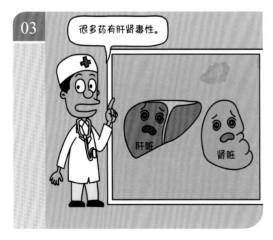

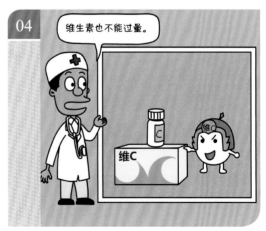

专家解读

目前，市场上提高儿童免疫力的免疫调节剂（药物或保健品）大致可分为三类：①中药类：玉屏风散（口服液）、黄芪、党参等；②西药类：左旋咪唑、转移因子、核酪、胸腺肽、匹多莫德、泛福舒、脾氨肽口服冻干粉和免疫球蛋白等；③保健品类：牛初乳制品、益生菌制剂、多种维生素和微量元素制剂等。它们的服用对象是有先天性免疫力低下或久病体弱后天抵抗力弱的儿童，所以一定要在医师指导下根据药物特点和患者个体情况制定不同的方案，适当地采用免疫调节剂来增强免疫力。

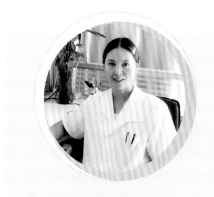

陈雪玲

石河子大学医学院

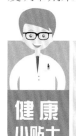

健康小贴士

是药三分毒，很多中药长期服用都会有肝或肾毒性，切不可擅自、随意、长期使用。大部分西药类药物副作用明确。维生素和微量元素等不能过量服用，补充要适量。

图书在版编目（CIP）数据

人体健康与免疫科普丛书.儿童篇 / 魏海明主编
. —北京：人民卫生出版社，2019
ISBN 978-7-117-28182-9

Ⅰ. ①人⋯ Ⅱ. ①魏⋯ Ⅲ. ①免疫学 – 普及读物②儿童 – 保健 – 普及读物 Ⅳ. ①R392-49②R179-49

中国版本图书馆 CIP 数据核字（2019）第 034024 号

人卫智网	www.ipmph.com	医学教育、学术、考试、健康，购书智慧智能综合服务平台
人卫官网	www.pmph.com	人卫官方资讯发布平台

人体健康与免疫科普丛书——儿童篇

主　　编：魏海明
出版发行：人民卫生出版社（中继线 010-59780011）
地　　址：北京市朝阳区潘家园南里 19 号
邮　　编：100021
E - mail：pmph @ pmph.com
购书热线：010-59787592　010-59787584　010-65264830
印　　刷：北京顶佳世纪印刷有限公司
经　　销：新华书店
开　　本：889×1194　1/24　印张：3.5
字　　数：56 千字
版　　次：2019 年 3 月第 1 版　2019 年 3 月第 1 版第 1 次印刷
标准书号：ISBN 978-7-117-28182-9
定　　价：30.00 元

打击盗版举报电话：010-59787491　E-mail：WQ @ pmph.com
（凡属印装质量问题请与本社市场营销中心联系退换）